TABATA TRAINING

Sommario

CAPITOLO 1
Introduzione

In seguito allo scoppiare della nuova pandemia da Covid-19, molti di noi hanno imparato a limitare gli spostamenti e spesso a gestire alcune abitudini in modo differente. Tra queste, lo stop imposto dalla chiusura delle palestre e dei luoghi di allenamento, ci hanno automaticamente spinto a molta ginnastica fai da te e ad eseguire esercizi in spazi ridotti.

Abbiamo imparato qualcosa? Forse. Certamente riflettendoci, ciò a cui non possiamo assolutamente mai rinunciare è proprio la salute.

Dobbiamo perciò tenere sempre a mente, che importante, sarà imparare a guarirci da soli e tenere a noi stessi, in molte circostanze. Una di queste circostanze, è proprio la prevenzione, che si accompagna ad una buona dieta e ad esercizio fisico costante. È un nostro diritto poter raggiungere questa indipendenza nel gestire le nostre abitudini quotidiane che ci permettono di mantenere solido e stabile il nostro stato di salute.

Vediamo infatti che non è necessario dipendere da palestre o da trainers, per quanto esistano persone estremamente qualificate e internet, ad oggi, in questo aiuta tantissimo.

Esistono molti modi per liberarsi da un raffreddore senza ricorrere a farmaci che potrebbero soddisfarci per un solo giorno, ma esiste un modo soltanto per mantenere costante il nostro stato di salute e la nostra prestanza fisica, ovvero una dieta equilibrata e l'esercizio costante e adatto a noi.

Non occorrono miracoli o tecniche esoteriche, curarsi e avere cura del proprio corpo è semplice, talvolta facile e vedremo in questo libro che spesso è addirittura cosa veloce.

Certamente sono le nostre attuali condizioni

fisiche, il nostro stato d'animo, insieme con l'eredità costituzionale che ci contraddistingue ad indicarci la cura più giusta per noi stessi.

In questo manuale affronteremo uno dei metodi più all'avanguardia che siano mai stati messi a punto negli ultimi anni.

Andremo nel dettaglio della tecnica, cercheremo di capire come e perché funziona e come e dove poterla sperimentare.

Vi verranno suggeriti degli esercizi e come impostare la vostra tabella di marcia nel caso vogliate intraprendere un allenamento costante che possa darvi ottimi risultati nel tempo e tenere sotto controllo il vostro peso forma durante gli allenamenti.

Verranno altresì indicate le controindicazioni e tutti i suggerimenti possibili che vi potranno tornare utili.

Ci sono moltissime tipologie di allenamento al mondo e ognuno di questi porta a risultati differenti. Alcuni si focalizzano sulla tonificazione del muscolo, altri sull'ingrossamento di questi, oppure, aumentare forza e resistenza, infine bruciare i grassi in eccesso.

Gli esercizi cardiovascolari sono molto comuni, sono di solito pensati per incrementare la resistenza fisica e ridurre il grasso e con esso il peso corporeo.

Gli esercizi che finiscono sotto il nome di "cardio" possono essere la corsa su lunga distanza, la bicicletta, il salto con la corda, oppure anche la camminata sostenuta.

Ognuno di questi esercizi, sono di solito inquadrati per intensità d'allenamento, e vengono eseguiti su tempi che possono variare dalla mezza ora all'ora e più, oppure sul ritmo d'esecuzione.

Andremo qui a proporvi e ad affrontare il metodo Tabata.

CAPITOLO 2
Metodo Tabata

Il metodo TABATA, che è quello a cui questo libro vuole introdurvi, è un allenamento molto particolare che fornisce effetti benefici simili a quelli dell'attività cardio, ma in modo più speciale.

Anziché ore di allenamento, Tabata può essere completato in soli 4'.

Si colloca infatti all'interno delle categorie di allenamento dette "ad alta intensità".

Questo particolare metodo fu inventato da un giapponese, il dr. Izumi Tabata, docente presso il dipartimento universitario di fisiologia di una università giapponese.

Izumi, con l'aiuto di altri scienziati, decise di condurre uno studio comparato tra esercizi sportivi di diverso metodo, ad'intensità media e ad alta intensità.

Condotti i test e raccolti i dati tra due gruppi diversi di atleti, vennero messe a terra le differenze fra coloro che avevano eseguito esercizi ad altissima intensità e ad intensità più moderata.

Il primo gruppo aveva eseguito gli esercizi ad alta intensità (70% di intensità), per 5 giorni di allenamento, per un totale di 6 settimane, su un training della durata di un'ora.

Il secondo gruppo, si era allenato invece, per 4 giorni a settimana, per 6 settimane, con sessioni della durata di 4' ad un'altissima intensità (170%), con 20" di training intensissimo e 10" di riposo.

I risultati del test del primo gruppo riportò significativi risultati sull'aumento del sistema aerobico, e quindi all'apparato cardiovascolare. Nonostante ciò, il sistema anaerobico e quindi l'apparato muscolare, non fece emergere nessun cambiamento significativo.

Il secondo gruppo, mostrò invece significativi miglioramenti e decisamente risultati maggiori rispetto al potenziamento muscolare dei suoi ateleti.

Il sistema anaerobico registrava un aumento del 28% rispetto agli atleti del primo gruppo e così risultava aumentato anche il sistema aerobico.

Izumi Tabata e i suoi colleghi, si accorsero così che l'allenamento ad alta intesità non produceva un impatto soltanto sul sistema aerobico, ma anche su quello anaerobico.

Normalmente il Metodo Tabata prevede infatti esercizi per una sessione totale di 4', in cui 20" sono di allenamento intensivo, 10" di stop, per un totale di 8 sessioni ripetute.

Oggi su internet potrete trovare, per sbizzarrirvi con la fantasia, una grande quantità di esempi sull'allenamento con il metodo Tabata.

E provarlo vi costa davvero pochissimo tempo, oltre al vantaggio di poter praticare questa ginnastica in spazi ridotti, senza bisogno di ricorrere a grandi palestre o andare al parco.

Il Metodo Tabata è quindi una forma di allenamento ad alta intensità che offre moltissimi benefici alla vostra salute, al sistema cardiovascolare; è breve, efficiente e può inserirsi all'interno di qualsiasi altro contesto fitness e affiancarlo.

Il metodo Tabata, non richiede attrezzatura, può essere praticato in qualsiasi luogo, in casa, in camera, in cucina, in ufficio, all'aperto, in pochi metri quadrati.

Detto in italiano anche Guerrilla cardio, resta la forma di allenamento cardiovascolare anaerobico ad alta intensità più in voga al momento e che prevede, come stiamo cercando di spiegarvi, i cosiddetti Interval training , ovvero quelle tipologie di esercizio fisico non continuo, ma interrotto, ad intervalli, che vengono proposti in successione e alternati, dove da una parte si praticano esercizi a bassa frequenza e intensità, (in questo caso lo stop totale di 10"), dall'altra quelli ad alta e altissima intensità.

Negli ultimi anni è diventato l'allenamento preferito di moltissime star dello spettacolo e anche molti atleti se ne avvantaggiano, nei momenti in cui non è possibile per loro praticare il loro allenamento di routine.

Infatti Tabata si rivolge anche e soprattutto a chi già è molto allenato, evita così allo sportivo di sovraccaricare le articolazioni, ma di mantenere costante e a livello ottimale, la prestazione, giorno dopo giorno.

Come abbiamo già accennato nell'introduzione, questo eccezionale ed innovativo metodo tutto giapponese, nasce circa trenta anni fa presso il National Institute of Fitness and Sports di Tokyo.

Perfetto per coloro che si impiegano nello sport da combattimento, ma anche per i calciatori, sportivi dell'atletica leggera, corridori, ciclisti.

Gli esercizi previsti dal Metodo Tabata sono essenzialmente quelli che solitamente vengono proposti anche nel cross fitting e in altre discipline cardio fitness, ovvero come gli squat, le flessioni, i salti e lo sprint.

Importante sarà tenere bene a mente che senza riscaldamento questo sport resta altamente sconsigliato.

Non si potrà quindi affrontare il metodo Tabata se prima non si hanno i muscoli adeguatamente riscaldati.

In seguito, si dedica anche una parte siginificativa di tempo al defaticamento, essendo questo tipo di allenamento estremamente intenso.

Il Metodo Tabata è dunque molto faticoso, anche se breve, e a tutti coloro che hanno già problemi gravi di sovrappeso o il sistema osteomuscolare compromesso, sarà vivamente sconsigliato.

Se non avete mai approcciato lo sport in alcun modo, il metodo Tabata resterà un punto di approdo, ci raccomandiamo pertanto che non lo scegliate come punto di partenza.

Allo stesso modo, non sarà necessario utilizzare ulteriori pesi o attrezzi per impiegare il metodo di allenamento Tabata.

Quindi, se già predisposti allo sport, se non affetti da alcuna particolare patologia di tipo caridovascolare, potrete intraprendere questa nuova esperienza in totale libertà.

Vi servirà, d'ora in avanti, soltanto un po' di concentrazione.

Potrete così raggiungere ottimi risultati utilizzando questo metodo di allenamento per 5 giorni a settimana, per 6 settimane, e consentirvi un aumento del 28% dell'attività fisica di tipo aerobico e del 14% di tipo anaerobico.

CAPITOLO 3
Quando Si Applica Il Metodo Tabata

Il metodo Tabata viene utilizzato molto frequentemente dagli atleti e dai lottatori.

In questo modo, coloro che praticano questi speicifici sport possono mantenere il livello di allenamento sugli stessi sistemi energetici, ovvero impiegando la massima potenza in pochissimi secondi e sfruttare i tempi di ripresa.

Tale metodo è comunque applicato per la preparazione sportiva in generale, anche per gli sport di squadra come il calcio o il basket, la palavolo e così via.

Vedrete in questo manual come si può applicare lo stesso metodo anche su coloro, che come voi, vogliono semplicemente raggiungere uno stato psico-fisico eccellente, tonificare la muscolatura ed eventualmente perdere peso in modo sano e controllato, senza essere neccesariamente agonisti.

CAPITOLO 4

Controindicazioni

Generalmente si impiega il metodo Tabato sconsigliandone a chi vi si approccia, l'utilizzo di pesi e sovraccarichi, poiché questo genere di sforzo impiegato nel Metodo Tabata, si concentra in realtà più sul metabolismo che sul potenziamento muscolare.

Infatti, l'utilizzo dei pesi creano un'azione ipertrofica sul muscolo, e sono quindi più indicati per quei generi di allenamento che prevedono il raggiungimento di obiettivi differenti, come appunto lo sviluppo muscolare.

Le controindicazioni che vi stiamo offrendo non sono affatto da sottovalutare; vi ricordiamo, come potrete constatare più avanti, che è certo possibile effettuare gli esercizi con il metodo Tabata anche con l'impiego di attrezzi e pesi, ma tenete a mente che gli obiettivi cambiano, così come il risultato.

Aggiungiamo che per coloro che non sono abituati agli sforzi, che sono alle prime armi con lo sport e non sono particolarmente allenati, il metodo Tabata potrebbe anche essere potenzionalmente rischioso, sia comprommettente per tendini e muscoli, sia per le articolazioni.

Il metodo resta indicatissimo per tutti coloro che vorranno migliorare la loro prestazione fisica, la tolleranza all'acido lattico e per ottimizzare al meglio il consumo di ossigeno.

Gli allenamenti detti "a bassa o media intensità", sono certamente indicati e perfetti per ottenere gli stessi risultati. Ma questo genere di esercitazioni, dette HIIT, come il metodo Tabata, quindi ad altà intensità, forniscono altrettanto gli stessi benefici in minor tempo.

CAPITOLO 5

I Benefici Del Tabata

Qui di seguito riportiamo i benefici del metodo tabata.

Ne individuiamo 3 fra i più importanti, come i seguenti:

Aiuta a bruciare i grassi

Questa tipologia di allenamento che conduce ad uno stress intenso, ma breve, il vostro corpo, aiuta a bruciare calorie molto velocemente e in un periodo di tempo davvero ridotto.

Aumenta la resistenza

Il metodo Tabata aiuta ad efficentare la resistenza allo sforzo fisico in modo davvero eccezionale.

Aumenta la prestazione

Il metodo Tabata se praticato con costanza, pur

richiedendo davvero soltanto 4' al giorno, offrirà l'opportunità di raggiungere uno stato di prestazione fisica altissimo.

CAPITOLO 6
Brevi Cenni Sulla Fisiologia Della Respirazione

Come in molti già sappiamo, il polmone consente gli scambi gassosi all'inteno del corpo. La principale funzione di questo organo, è quella di permettere all'ossigeno di muoversi dall'aria al sangue venoso e all'anidride carbonica, dal sangue venoso all'aria.

Il polmone, ha anche altri lavori da svolgere.

Esso filtra i materiali tossici dalla circolazione, metabolizza alcuni composti e agisce come serbatoio per il sangue.

Ma la sua funzione principale resta quella dello scambio gassoso.

L'ossigeno e l'anidride carbonica si muovono tra aria e sangue per diffusione, ovvero da un'area ad alta pressione verso una di bassa pressione.

La legge detta di "Fick", stabilisce che la quantità di gas che si muove attraverso una lamina di tessuto è proporzionale all'area della lamina ma inversamente proporzionale al suo spessore.

La barriera sangue-gas è straordinariamente sottile ed ha un'area di 50-100 metri quadrati!

Resta pertanto perfetta per questa funzione.

Questo avviene perché avvolgendo i piccoli vasi sanguigni, detti capillari, intorno ad una grande quantità di piccole sacchette, detti alveoli polmonari, il gas è portato su di un lato dell'interfaccia sangue-gas attraverso queste vie aeree, mentre il sangue così viene portato sull'altro lato, attraverso i vasi sanguigni.

Le vie aeree sono costituite da una serie di tubicini che si ramificano e che divengono man mano sempre più fitti e stretti, più corti e più numerosi via via che ci si avvicina al polmone.

La trachea si divide nei bronchi principali destro

e sinistro e a loro volta si suddividono tra bronchi lobari e segmentali.

Questo processo continua fino ai bronchioli terminali che sono le vie aeree più piccole sprovviste di alveoli.

Tutti questi bronchi sono chiamati vie aeree di conduzione.

La loro funzione è quella di portare l'aria inspirata alle regione di scambio dei gas, del polmone.

In questa sezione non troviamo alveoli, ma giungiamo poi ad un'area, quella dei bronchioli respiratori, che ne è interamente tappezzata. Questa ultima zona in cui avviene lo scambio di gas, è detta zona respiratoria.

Durante l'inspirazione, il volume della cavità toracica aumenta, e l'aria penetra nel polmone.

L'aumento del volume dipende, in parte dalla contrazione del diaframma che così discende ed in parte, dall'azione dei muscoli intercostali che sollevano le costole e aumentano l'area del torace.

L'aria inspirata fluisce fino ai bronchioli terminali come l'acqua attraverso un tubo.

La diffusione del gas all'interno delle vie aeree, assume il ruolo di meccanismo dominante della ventilazione nella zona respiratoria. La velocità di diffusione delle molecole di gas all'interno delle vie aeree è talmente rapida e la distanza da percorrere così breve che le differenze di concentrazione all'interno vengono abolite in meno di un secondo.

Il polmone è organo elastico e ritorna passivamente al suo volume pre-respiratorio durante la respirazione tranquilla.

Per quanto riguarda il flusso sanguigno e il metabolismo, sappiamo che la capacità polmonare comincia proprio dall'arteria polmonare principale che riceve sangue venoso misto pompato dal ventricolo destro del cuore.

Questa arteria si dirama successivamente come il sistema delle vie aeree e le arterie polmonari accompagnano i bronchi verso i centri fino alla zona terminale.

I capillari polmonari, come abbiamo detto, formano una fitta rete nella parete alveolare e consente lo scambio di gas.

La circolazione polmonare è chiamata proprio "piccola circolazione".

Le pressioni della circolazione polmonare sono molto basse. In accordo con queste basse pressioni le pareti delle arterie polmonari sono perciò molto sottili, rispetto a quelle venose che hanno pareti più spesse.

Detto ciò, sappiamo che nel polmone umano, in posizione eretta, il flusso sanguigno diminuisce e questa distribuzione è proprio influenzata dai cambiamenti di postura e dal lavoro muscolare.

Quando una persona si trova in posizione supina, il flusso sanguigno apicale aumenta, mentre il flusso alla base rimane uguale, con il risultato che la distribuzione dall'apice alla base, si compensa.

In caso di lavoro muscolare moderato, il flusso sanguigna aumenta sia nella zona superiore che in quella inferiore e le differenze regionali diventano minori.

Oltre allo scambio di gas il polmone è importante per le funzioni metaboliche dell'organismo. Una di queste è proprio la sintesi dei fosfolipidi, insieme alla sintesi proteica .

Questo avviene poiché il polmone è l'unico organo che riceve tutto il sangue circolante e quindi resta particolarmente adatto a modificare le sostanze veicolate nel sangue.

CAPITOLO 7
Il Lavoro Cardiaco

Il lavoro dell'organo del cuore è definito come il prodotto della forza per lo spostamento e si applica questa formula ad un muscolo scheletrico che si accorcia mentre solleva un peso.

Il cuore, come il polmone, concorre perciò a questa attività di lavoro, mediante proprio l'accorciamento delle fibre e lo sviluppo della tensione.

Di per sé il cuore non sposta alcun peso come direttamente farebbe un muscolo del braccoi o della gamba, ma sposta un certo volume di sangue, con lo sviluppo conseguente di una pressione e contro una resistenza di flusso. Al lavoro di pressione e di volume, si aggiunge quello che viene chiamato dai medici "lavoro di accelerazione".

Tutti i singoli fattori che compongono il lavoro cardiaco variano continuamente durante la fase di attività. Quando infatti aumenta l'eiezione cardiaca, aumenta anche il flusso sanguigno.

Il cuore ricava l'energia per il proprio lavoro meccanico soprattutto dall'ossidazione delle sostanze nutrienti. Per questo il cuore non è paragonabile ad un muscolo scheletrico che potrebbe soddisfarsi attraverso i processi anaereobici e contrarre facilmente "il debito di ossigeno" che poi viene ripagato successivamente dal polmone.

In caso di quella che viene chiamata insufficienza cardiaca, si è davanti ad una inadeguatezza della funzione propulsiva del cuore che sarebbe necessaria anche in stato di riposo, oltre che durante lo sforzo dell'esercizio fisico.

Per insufficienza cardiaca si intende infatti una riduzione della capacità contrattile dell'organo che può dipendere da fattori diversi. Una di queste può essere il sovraccarico cronico, un'infiammazione, una patologia genetica, la mancanza di ossigenazione o altri stati tossici, come quelli dovuti all'abuso di fumo o l'alcol.

CAPITOLO 8
Attività Aereobica E Anaerobica

In questa attività cardiovascolare e respiratoria, unita al lavoro dell'apparato osteo-muscolare, individuiamo quelle che sono le attività aereobiche e anaerobiche che in definitiva riguardano il sistema energetico proprio del muscolo scheletrico, ovvero quell'energia di cui il muscolo abbisogna per lavorare.

Il sistema aerobico è quello che si innesca con un'attività fisica che supera i 2/3 minuti di lavoro e dove quindi si richiede l'impiego di ossigeno.

In questo caso, nell'attività aerobica, viene richiesto O2 ossigeno in modo da ossidare i sottostrati energetici. Questi sottostrati sono proprio i grassi lipidi, i carboidrati e il glucosio plasmatico.

Allo scopo di ottimizzare e rendere efficiente e pulito il sistema cardiovascolare, l'attività aereobica resta fondamentale.

Questo sistema dunque, riguarda l'utilizzo dell'ossigeno O2 per produrre la cosìddetta ATP ovvero la molecola di adenosina trisfosfato.

Le cellule del corpo umano non possono crearla dal nulla. Dagli alimenti che assumiamo per nutrirci, viene perciò ricavata una potenziale energia, che mettiamo solitamente in riserva. Quando questa riserva viene impiegata nei processi energetici, come quello aereobico, questi legami atomici della molecola si rompono, liberando così energia e producendo l'ATP.

Questa ATP a sua volta viene utìlizzata dai muscoli per la loro contrazione e per altri processi fisiologici del nostro organismo che hanno bisogno di energia per funzionare.

Nel sistema anaerobico, al contrario, l'attività, non superando il minuto, non richiede ossigeno e perciò non si produce alcun effetto ossidante del substrato.

Se guardiamo a questi sistemi energetici attraverso il punto di vista dell'attività fisica, sappiamo che l'esercizio aereobico richiede il consumo di Ossigeno O2 in modo fondamentale.

Nell'esercizio aerobico, le scorte del glicogeno muscolare cominciano a scarseggiare e quindi si interrompe la trasformazione dell'acido piruvico in ATP. L'esercizio aerobico viene definito così proprio quando si superano i 2/3 minuti di attività e diviene tale a tutti gli effetti quando si fanno almeno più di 20' di esercizio.

Nell'attività anaereobica si impiega molta meno energia, ma essendo l'attività aerobica di più lunga durata infine, permetterà di consumare più energia.

Dipende sempre dal risultato che si vuole ottenere.

Nell'attività anaerobica, avvenendo la

ritrasformazione in ATP in assenza di O2, questo consente di aumentare la massa muscolare portando il corpo a bruciare energia nella fase di riposo, riducendo così drasticamente la massa grassa.

È ciò che in definitiva avviene nel metodo Tabata.

CAPITOLO 9

Cominciamo Il Nostro Allenamento

Come abbiamo accennato all'inizio, sappiamo che il Metodo Tabata è davvero per tutti, dai principianti agli atleti olimpici.

Ricordatevi però, e lo ripetiamo, che importante sarà essere già predisposti all'esercizio fisico e non avere il sistema cardiovascolare compromesso o altre patologie.

Essendo un allenamento che coinvolge il corpo nella sua totalità e quindi completo, include esercizi come gli squats, i burpess, i lunges, i push-ups, il sollevamento alto delle ginocchia, i butt-kicks, i jumping jacks e molti altri.

Alcuni di questi esercizi molti di voi già li conosceranno, essendo anche molto frequenti nel cross-fitting e in altre attività da palestra.

L'allenamento, consiste in 8 cicli di 20"

ciascuno, seguiti da 10" di riposo per un totale complessivo di allenamento di soli 4'.

Come è emerso dai numerosi studi, questi brevissimi intervalli di stop costringono il corpo a ricominciare a muoversi prima che si sia davvero messo a riposo dal precedente esercizio, ed è questo proprio ciò che aiuta ad ottenere il massimo dei benefici in termini di attività aerobica e anaerobica insieme.

Comunque la concentrazione fa sempre da padrona, si deve perciò essere predisposti a superare un po' i propri limiti, facendo attenzione ad eseguire correttamente gli esercizi.

Durante l'allenamento con il metodo Tabata, si tende quindi a spingere il corpo alla sua massima capacità fisica sotto sforzo; questo brucia rapidamente i grassi e attiva stimolandolo il metabolismo.

Il metodo Tabata ha anche un effetto post-esercizio che consente di continuare a bruciare i grassi anche dopo alcune ore l'effettivo allenamento.

La cosa eccezionale di questo tipo di allenamento è che non avrete bisogno di giardini, cortili o grandi spazi all'aperto per praticarlo; vi basteranno pochi metri quadrati che poterte ritagliare all'interno del vostro appartamento o nella vostra stessa stanza. Non c'è alcun bisogno di strumenti, attrezzature particolari o altro e potrete ottenere risultati fantastici ugualmente.

Inoltre potrete in totale tranquillità lavorare su voi stessi in tutta privacy e tentare di portare i vostri limiti laddove ancora non vi immaginavate di arrivare.

CAPITOLO 10

Prima Di Iniziare

Nel caso siate già veramente molto allenati, potrebbero essere consentiti, pesi, cavigliere, kettles, altrimenti, come anticipato, non vi serviranno affatto.

Nel caso però vogliate aumentare il livello di difficoltà potrete tranquillamente farvi ricorso.

Nel metodo Tabata l'attenzione si concentra piuttosto nella resistenza, nel volume del vostro sforzo. Porterete quindi la vostra muscolatura non ad effettuare specifici esercizi in archi di tempo particolari o troppo ripetitivi, ma andrete a praticare esercizi per queste brevissime durate, pochi esercizi, da effettuare affinché il muscolo venga iperstimolato.

Per questo, sia i tipi di movimento, sia la breve durata di azione o riposo, possono variare. In questo caso infatti, sarà poi vostra scelta personale utilizzare o meno i pesi.

Avrete esercizi mirati per la parte alta del corpo, ed altri per la parte bassa.

Ciò consentirà di lavorare sulla flessibilità totale del corpo e vi consentirà di switchare in modo sempre più abile.

L'obiettivo da raggiungere diventerà man mano sempre più esigente, il metodo Tabata perciò vi allenerà gradualmente, in un lasso di tempo molto ridotto.

CAPITOLO 11

Lo Stretching

Prima di iniziare ogni allenamento con il metodo Tabata, prendetevi sempre del tempo per fare un buon riscaldamento.

Iniziamo con lo stretching e qui di seguito avete qualche esempio che potrà tornarvi utile.

10/15' di stretching complessivi saranno sufficienti per scaldarvi.

Lo stretching e il riscaldamento a volte viene sottovalutato, ricordatevi invece che è uno dei moemnti più importanti dell'allenamento.

Aiuta ad aumentare la flessibilità del corpo e preparandolo, lo riscalda affinché i vostri muscoli siano pronti ad affrontare gli esercizi più complessi.

Potrete effettuare lo stesso stretching anche a fine allenamento, anzi è vivamente consigliato.

Esercizio 1

In piedi, le gambe leggermente divaricate, le ginocchia appena piegate, le braccia lungo il corpo.

Buttate fuori l'aria, piegate in avanti i fianchi e abbassando la testa verso il pavimento, mantenetela rilassata insieme al collo e le spalle.

Prendetevi con le mani la parte posteriore della parte alta delle gambe e restate in questa posizione per circa 45" fino anche a 2'.

Ricordatevi di respirare profondamente e lentamente.

Passato questo tempo, raddrizzate lentamente la schiena verso l'alto partendo dalla parte bassa e sempre lentamente ritornate verso la posizione iniziale.

Esercizio 2

Andremo qui a lavorare sul muscolo piriforme, ovvero quello che avvolge i fianchi rotatori. È una rotazione quella andremo a fare molto profonda. Il muscolo piriforme infatti avvolge letteralmente il nervo sciatico che, spesso contratto, può causare la famosa sciatica, ovvero l'infiammazione dello stesso nervo.

Sedete sul pavimento, con entrambe le gambe di fronte a voi completamente distese.

Incrociate la vostra gamba destra sulla sinistra e posizionate il piede destro a aderente a terra al pavimento.

Mettete la vostra mano destra sul pavimento dietro di voi.

A questo punto posizionate la vostra mano sinistra sul quadricipite destro e premete la gamba destra verso sinistra creando un twist con il vostro dorso verso destra.

Esercizio 3

In piedi con le gambe unite.

Fate un bel passo in avanti con la gamba sinistra. Piegate il vostro ginocchio sinistro e mantenete la gamba destra dietro ben distesa e col piede a terra, in modo da creare tensione sul quadricipite sinistro che avete piegato sul ginocchio e avete portato in avanti e sulla parte anteriore della gamba destra che è rimasta dietro.

Posizionate la mano destra sul pavimento e fate una torsione col dorso verso sinistra mentre estendete il braccio sinistro verso il soffitto.

Mantenete questa posizione dai 30" ai 2'.

Esercizio 4

Potete qui stare in piedi, sulle ginocchia oppure seduti, mantenendo però sempre le braccia distese davanti a voi.

Piegate il gomito destro e raggiungete con la mano destra la parte alta al centro della vostra schiena.

Adesso con la mano sinistra cercate di raggiungere da sopra la testa il gomito del braccio destro. Prendete il gomito e tiratelo verso sinistra delicatamente in modo da porovocare un'allungamento. Ricordatevi sempre di respirare profondamente ad ogni movimento.

Ripetete sull'altro lato.

Esercizio 5

Distendetevi sulla schiena e mantenete i piedi a martello.

Incrociate il piede sinistro sul vostro quadricipite destro.

Sollevate la gamba destra dal pavimento. Afferrate la parte posteriore della gamba e gentilmente tiratela verso il petto.

Mantenete per circa 30" fino a 2'.

Cambiate gamba e ripetete l'esercizio.

Esercizio 6

Seduti. Il ginocchio destro piegato a 90 gradi davanti a voi che resta a terra.

Il polpaccio si trova perpendicolare al corpo rispetto al pavimento, con il piede che guarda a sinistra e il ginocchio a destra. Mantenete il piede destro piegato.

Tenete la gamba ferma sul pavimento.

Avvicinate così il ginocchio sinistro verso la parte sinistra del corpo, in questo modo il piede guarda dietro di voi e mantenetelo piegato.

Il fondoschiena resta fermo sulla parte destra aderente al pavimento. Provate a muovere il gluteo verso sinistra se non è troppo difficile.

Manetere la posizione per 30" fino a 2'.

Ripetete dall'altra parte.

Esercizio 7

Mettetevi a quattro zampe.

Posizionate le ginocchia più aperte rispetto alle spalle.

Girate le punta dei piedi verso l'esterno.

Scivolate così con i fianchi all'indietro.

Mantenete questa posizione per circa 30" fino a 2'.

Esercizio 8

Seduti, schiena eretta. Portate le piante dei vostri piedi ad unirsi, ginocchia piegate verso l'esterno. Prendetevi le caviglie con le mani, utilizzando gli addominali, piano piano portate le ginocchia su e giù con movimenti dolci e continui, pressandole verso il basso prima e sollevandole poi, manetenendo i piedi a terra e le mani che tengono le caviglie.

Mantenete la posizione per 30" fino a 2'.

Esercizio 9

Questa posizione è ottima per la parte alta della schiena.

Sedete sul pavimento con le ginocchia piegate e i piedi aderenti a terra.

Afferratevi le mani da dietro la schiena.

Distendete le braccia e strizzate le spalle all'indietro.

Strizzate per 3" e poi rilasciate. Ripetete dalle 5 alle 10 volte.

Esercizio 10

Ginocchia sul pavimento, gambe unite, schiena dritta e torso dritto.

Distendere la gamba sinistra verso l'esterno e verso sinistra.

Mantenete perpendicolare al corpo, non dietro e nemmeno di fronte.

Stendete il vostro braccio destro sopra la testa e posizionate il vostro braccio sinistro sulla gamba sinistra, gentilmente piegate il torace e il braccio destro verso il lato sinistro.

Mantenete i fianchi che guardano in avanti.

Mantenere la posizione per 30" fino a 2'.

Ripetere sull'altro lato.

Esercizio 11

Piegatevi sul ginocchio sinistro. Posizionate il vostro piede destro di fronte a voi e ginocchio piegato.

Stendetevi in avanti e distendete il vostro fianco sinistro verso il pavimento.

Strizzate i glutei, questo vi aiuterà a distendere meglio il flessore del bacino.

Mantenete la posizione per 30" massimo 2'.

Cambiate lato e ripetete.

Esercizio 12

Questo esercizio è perfetto per prepararvi alle flessioni e i push ups di ogni genere.

Distendetevi sullo stomaco e portate le braccia distese ai lati del corpo, a fare una T.

Spingete con la mano sinistra sul pavimento e piegate il ginocchio sinistro per mantenere l'equilibrio e cominciate a rotolare verso il lato destro. Dovreste cominciare così a sentire tirare la parte destra del muscolo pettorale.

Man mano che la flessibilità aumenta, sarete capaci di distendervi ancora di più e mandare il corpo ancora più avanti.

Ripetete sull'altro lato.

Esercizio 13

Distendetevi sulla schiena con entrambe le gambe distese.

Tirate il vostro ginocchio destro verso il petto mentre mantenete quello sinistro disteso e la vostra schiena bene a terra.

Mantenete per 30" fino a 2'.

Ripetete con l'altra gamba.

Esercizio 14

In piedi con i piedi aperti alla stessa distanza delle spalle, oppure seduti con la schiena dritta e il petto in fuori.

Abbassate il vostro orecchio destro verso la spalla destra.

Aumentate la distensione della parte sinistra del collo e gentilmente spingete la testa con il braccio destro verso la spalla.

Mantenete la posizione per 30" fino a 2'.

Ripetete dall'altra parte.

Esercizio 15

Distendetevi su un fianco. Mantenete la parte posteriore della gamba distesa e piegate il ginocchio in modo che il piede tocchi il fondoschiena.

Afferrate la punta del piede con la mando e tiratela verso il gluteo.

Mantenete i fianchi stabili e cercate di non rotolare mentre tirate.

Mantenete la posizione per 30" fino a 2' e ripetete dall'altra parte.

Esercizio 16

Distendetevi sullo stomaco e mantenete le gambe distese dietro di voi.

Posizionate i gomiti sotto le spalle e con gli avambracci sul pavimento sollevatevi su, in modo da alzare il petto da terra.

Spingete i fianchi sul pavimento e pensate alla lungheza della spina dorsale mentre cercate di rilassare le spalle.

State in questa posizione in modo da sentire la parte bassa della schiena che entra leggermente in tensione e fermatevi subito se non vi sentite a vostro agio o avvertite dolore.

Mantenete la posizione dai 30" ai 2'.

Esercizio 17

Posizionatevi a quattro zampe.

Camminate con le braccia qualche centimetro in avanti.

Spingete i fianchi su e giù verso i talloni.

Spingete con i palmi che toccano terra il pavimento mantenendo le braccia distese, con i fianchi sempre di più sui talloni.

Mantenete la posizione per 30" fino a 2'.

Esercizio 18

Distendetevi sul lato sinistro e poggiate la testa sul bracci disteso.

Piegate il vostro ginocchio destro e portatelo verso il petto fintanto che potete e lasciatelo a terra.

Piegate il vostro ginocchio sinistro e afferrate il piede sinistro con la mano destra.

Se non riuscite potete usare una corda o un elastico.

Assicuratevi che la gamba e il torace restino dritti in una linea, mentre gentilmente portate la spalla verso il pavimento.

Se volete aumentare la torsione, girate la testa per guardare oltre la vostra spalla.

Mantenete per 30" fino a 2'.

Esercizio 19

Distendetevi sulla schiena. Portate le piante del piede insieme e lasciate che le ginocchia si aprano e "caschino" verso ilpavimento, per quanto è possibile, senza sforzare.

Mantenere la posizione per 30" massimo 2'.

Esercizio 20

In piedi con le gambe unite.

Piegate il ginocchio sinistro e usate la mano sinistra per tirare il piede sinistro verso il gluteo.

Se avete bisogno aiutatevi a tenere l'equilibrio appoggiandovi ad una barra.

Strizzate il gluteo per aumentare lo stretch sulla parte anteriore della gamba.

Mantenere per 30" fino a 2'.

Ripetete con l'altra gamba.

Esercizio 21

Distendetevi sulla schiena e tirate le ginocchia verso il petto con tutte e due le mani. Mantenete la schiena a terra.

State in questa posizione per 30" al massimo 2'.

CAPITOLO 12

Il Riscaldamento

Qui di seguito troverete un'altra serie di esercizi per il riscaldamento che vi consentiranno di prepararvi alla perfezione per il vostro allenamento.

Nel capitolo precedente abbiamo affrontato lo stretching e gli allungamenti necessary nel pre e post allenamento.

Qui di seguito troverete invece una serie di esercizi più dinamici da fare eventualmente per 5', dopo i vostri 10' di stretching, e prima dell'allenamento con Metodo Tabata.

RISCALDAMENTO PER LA PARTE INFERIORE DEL CORPO

Riscaldamento gambe e glutei

Comiciamo con lo skip alto: il ginocchio si solleva e viene portato fino all'altezza della vita. Alternate il sollevamento delle ginocchia, prima il destroy poi il sinistro in modo continuo e ripetuto, toccandovi la punta del ginocchio ogni volta con la mano contraria alla gamba sollevata. Vi aiuterà a mantenere l'equilibrio.

Calcio sui glutei

Spingete I talloni verso il sedere, alternando anche qui una gamba e poi l'altra.

Step touch

Come in un passo di ballo, portate prima il piede destro verso il sinistro e poi al contrario, il sinistro verso il destro, in un modo continuo e ripetuto. Questo è lo step touch

V step

Con il V step dovrete andare a creare una V davanti a voi. Quindi portate Avanti prima il piede destro leggermente verso l'esterno, tornate indietro e fate la stessa cosa con il sinistro. Semore in modo continuo e ripetuto, manetenete il ritmo!

Calci saltando

Come il calico sui glutei precedente, ma saltelando, quindi con più spinta, come se stesse correndo sul posto.

Gambe divaricate e allungamento

Divaricate le gambe e andate a toccarvi con la punta della mano destra, la punta del piede sinistro e vicerversa, mantenendo il braccio che resta dietro, sempre teso.

Slancio con le gambe:

Portate in alto la gamba destra e cercate di toccare con la punta della mano sinistra, la punta del piede destro. Ripetete inizialmente solo su un lato per 4/5 volte e poi sull'altro.

Esercizio per il gluteo:

Posizionate le mani sui fianchi e portate indietro un piede. Sporgetevi leggermenete in avanti con il torace e sollevate in alto, a scatti, quindi sollevare-abbassare, senza perdere l'equilibrio, il piede, che resta a martello a circa venti trenta centimentri da terra, e se ce la fate anche di più. Questo esercizio lavorera sul gluteo che sentirete tirare.. Prima lo fate su un piede, poi sull'altro.

Skip alto

Portate le ginocchia verso l'alto e ad ogni gamba sollevata, portate a toccare la mano destra sul ginocchio sinistro e viecevrsa. Manetenete il movimento dello skip fluido, prima una gamba e poi l'altra, alternando.

Saltellata laterale

A gambe divaricate, a piccolo saltelli, saltellate su un piede e su un altro mantenendo sempre il salto sulla linea delle saplle, quindi destra sinistra, su piede destro e piede sinistro, alternando ripetutamente. Spostando il peso del corpo, su un lato e sull'altro, come se stesse molleggiandovi.

Demi-Squat

In piedi, piegate leggermente le ginocchia, mantenete le mani sulle ginocchia. Fate come per andare giù a sedervi, ma accennando il movimento, in modo soltanto da stendere la schiena nella parte posterior, senza scendere come fosse un vero squat.

RISCALDAMENTO PER LA PARTE SUPERIORE DEL CORPO

Circolare con le braccia

Con le braccia distesa davanti a voi, cominciate a fare dei cerchi ampi, senza forzare troppo le spalle, prima in senso orario e poi in senso antiorario.

Distensione con le braccia:

In piedi, braccia lungo I fianchi. Portate il braccio sinistro in alto, mantenendolo steso, mentre il destro resta lungo il corpo. Come riportate in basso il braccio sinistro, farete salire in alto quello destro. Procedete in modo continuo, ripetuto e costante.

Incrocio braccia in avanti:

In piedi, braccia distese in avanti. Divaricate le braccia, aprendole fino alla linea delle spalle e mantenendole dritte e riportatele al centro incorciandole leggermente. Ad ogni incrocio prima andrà il braccio destro sopra il sinistra, poi il braccio sinistro sopra il destro. Procedete in modo continuo con questa alternanza apri-chiudo ad incrocio, in modo costante.

Cerchi a pugno chiuso:

Braccia aperte in linea con le spalle. Pugni chiusi. In questa posizione create con le mani dei piccolo cerchi mantenendo dritte e aperte le braccia. Prima in senso orario , poi in senso anti-orario.

Distensione braccia verso l'alto

Braccia tese in alto lungo la testa. Piegate I gomiti e con le mani andate a toccarvi le spalle. Movimento su e giù, continuo e ripetuto.

Distensione braccia in avanti

Come l'esercizio precedente, ma mantenendo le braccia dritte davanti a voi e quando piegate I gomiti portate le mani verso il petto. Avanti e indietro, movimento che manterrete continuo e ripetuto, in modo costante.

Discesa delle braccia al ginocchio

In piedi. Braccia lungo I fianchi. Cominciate scendere su un lato portando il peso verso destra, portando la mano destra a toccare il lato esterno del ginocchio destro, senza superarlo. Ritornate In poisizione e ripetete a sinistra. Movimento fluido e costante.

Torsione egiziana

Portate le braccia in alto ad angolo retto, mantenendo la parte alta el braccia in linea con le spalle e la parte dell'avambraccio a 90 gradi. In questa posizione cercate di creare una torsione del torace, prima verso destra e poi verso sinistra. Ripetete in modo costante, da una parte e dall'altra, in modo continuo.

Rotazione delle spalle

In piedi. Braccia lungo I fianchi. Concentratevi

sulle spalle. Mantenendo le braccia lung oil corpo, cercate di fare dei piccolo cerchi con le spalle, prima in avanti in senso oraio e poi antiorario.

Discesa lunga del braccio al ginocchio

In piedi. Braccia lungo I fianchi. Cominciate scendere su un lato portando il peso verso destra, portando la mano destra a toccare il lato esterno del ginocchio destro, questa volta cercando di andare un po' oltre il ginocchio, per superarlo. Ritornate In poisizione e ripetete a sinistra. Movimento fluido e costante.

Distensione schiena

In posizione da demi-squat, ginocchia leggermente piegate, torace leggermente sporto in Avanti, cercate di curvare all'indietro, facendo conca con l'addome, in modo da distendere la parte bassa della schiena. Ritornate in posizione restando a gnocchi piegate e sempre leggermente sporti in Avanti con il torace. Ripetete in modo continuo.

Per concludere: Ripetete tutta la sequenza degli esercizi come sopra descritto senza fermarvi.

CAPITOLO 13
Esercizi Tabata

Come sappiamo l'allenamento con il Meotodo Tabata dura soltanto 4'.

Cercate di ripeterlo ogni giorno.

Qui di seguito vi illustriamo innanzitutto le tipologie di sessioni sulle quali potrete basare il vostro allenamento. Troverete In seguito una lista di potenziali esercizi. Potrete inoltre fare ricorso ad internet per variare gli esercizi, sostituirli o aggiungerne di nuovi.

1 Sessione lineare: dalle 3 alle 4 sessioni di ogni esercizio per circa 90" di stop tra l'uno e l'altro, aumentando eventualmente il peso via via che diventerete abituali del metodo.

2 Sessione circuito: Scegliete alcuni esercizi tra i tanti, e effettuateli per 5 volte e poi da capo. Si

raccomanda di selezionare tra esercizi differenti tra loro, per esempio, alcuni per le parti alti del corpo, altri per le parti basse, in modo da rendere l'allenamento omogeneo. Ogni circuito è un round. Effettuate dai 3 ai 5 round. Anche in questo caso, a mano a mano che vi sentirete più allenati potrete far durare il vostro allenamento sempre di più. E allungare i tempi o il numero di rounds.

3 Il tempo degli intervalli: al posto di effettuare delle ripetizioni, potrete effettuare gli esercizi uno per volta. Usate un intervallo di tempo per spezzare ogni minuto tra lavoro e stop. Ad esempio, 40" di lavoro e 20" di stop potrebbe essere un buon punto di partenza quando all'inizio dovrete lavorae sulla vostra resistenza. 30" di lavoro e 30" di stop sarà invece più appropriato per un allenamento più duro, con i pesi o per esercizi più difficili.

Tutto ciò potrà essere eseguito in un circuito temporale completo, che prevede un certo numero di sessioni, per andare avanti ed effettuare l'esercizio successivo, uno dopo l'altro.

4 OMSM : Significa "ogni minuto sul minuto". Cominciate con un timer a fianco a voi, e settate un intervallo di tempo con l'allarme che scatti ogni minuto di tempo. Ogni volta che scatterà l'allarme ripeterete l'esercizio che avete fatto all'inizio. Qualcunque sia il tempo di cui abbiate bisogno per ricompletare l'esercizio, tenetevi sempre anche ilminuto per irposare.

Alla fine dello scadere del minuto, cominciate con l'esecizio successivo.

Più sarà la fatica, più tempo avrete bisogno per completare l'esercizio, più breve sarà il vostro momento di stop.

In alternativa, potrete lavorare fino a quando ce la farete ogni minuto e riposare il tempo che vi rimane come da timer.

Provate per 3 o 5 circuiti.

ESERCIZI:

SQUAT

Posizionate le gambe leggermente divaricate oltre la misura dell'apertura delle vostre spalle e cercate di manetenere i piedi piuttosto dritti per quanto potete che puntino davanti a voi. Piegate le ginocchia oltre la punta dei vostri piedi e spingete i fianchi un po' indietro come se dovesse sedervi su una sedia fintanto che la parte alta delle gambe vada ad essere parallela a terra.

Fate una brevissima pausa e tornate alla posizione di partenza mantenendo l'equilibrio sotto controllo. Potrete aumentare la difficioltà dell'esercizio utilizzando dei pesi o caricandovi sulle spalle.

½ SQUAT

Eseguite uno squat per come lo avete appena

imparato, ma questa volta contate fino a quattro quando raggiungete la posizione bassa e quando andrete a rialzarvi non rialzatevi completamente, ma a metà, ritornando subito giù e quindi cercando di mantenere la tensione dell'esercizio costante.

SPLIT-SQUAT

Lo split squat prevede dare la schiena ad un oggetto come una panca un po' bassa, una sedia o un tavolino. Divaricate le gambe e mentre un piede lo lascerete a terra, l'altro che resta indietro cercherete di portarlo sull'oggetto.

Abbassatevi lentamente e facendo torsione con la parte alta del corpo fino a che il vostro ginocchio di fronte non raggiunga la posizione a 90gradi come fosse uno squat normale, conla differenza che il torso è leggermente ruotato per permettere il piegamento inmodo corretto.

Ripetete su una gamba ogni sessione prima di

passare all'altra gamba.

FLESSIONE

Faccia a terra con il corpo in posizione plank (ad asse o a tavola), mani sotto le spalle, piedi pressati a terra, schiena dritta e mantenere la tensione sul torso.

Piegate i gomiti per abbassare verso terra il petto senza però farlo toccare e mantendendo ben disteso il corpo. Spingete contro il pavimento e risollevatevi tornando alla posizione di parteza. Per aumentare la difficioltà dell'esercizio, potrete alzare i piedi su una sedia o qualsiasi altro oggetto.

FLESSIONE ad ARCO

Aprite le mani e posizionatele che guardino verso l'esterno in confronto all'esercizio precedente in cui le mani sono tendenzialmente in linea con il corpo. Quindi che guardino verso l'esterno, sempre tenendole a terra.

Abbassate il petto cercando però di piegarvi soprattutto più su un lato che su l'altro, con il risultato che il braccio su cui non vi state piegando resti quasi dritto rispetto all'altro.

Questo esercizio richiede molto più controllo rispetto ad una normale flessione, poiché vi farà sentire molto di più il peso del vostro corpo. Spingete contro il pavimento per risollevarvi e tornare alla posizione di partenza.

Alternate i lati durante l'esercizio. Prima destra e poi sinistra.

FLESSIONE CARPIATA

Cominciate con la posizione standard del push up, o flessione.

Alzate i fianchi con le gambe dritte, come a fare con il corpo una V. Piegate i vostri gomiti per abbassare il corpo verso terra, permettendo al mento di andare oltre la linea in cui le vostre mani si sono posizionate. Ciò sposterà la tensione sulle spalle.

Effettuate una brevissima pausa e poi raddrizzate le braccia tornando alla posizione iniziale. Per aumentare la difficoltà di questo esercizio, potrete sollevare i piedi su una panca o sedia, o altro oggetto. Una versione molto avanzata della flessone carpiata, prevede di sollevare i piedi contro una parete mentre esguite i push ups.

AFFONDO CON I FIANCHI

Posizionate la parte alta della vostra schiena su una panca, una sedia o altro oggetto, con i piedi a martello e i fianchi appena sollevati dal pavimento. Fate forza sui talloni per sollevare i fianchi da terra. Strizzate i glutei più che potete per diversi secondi, prima di ridiscendere verso il basso alla posizione di partenza. Se questo esercizio vi sembra troppo facile, mentre lo eseguite potrete tenere uno dei due piedi sollevato e quindi effettuarlo con una gamba sola.

SLICK

Posizionatevi sopra una superficie un po' scivolosa, magari indossando dei calzini, quindi non state sul materassino, ma preferibile sarà lo stesso pavimento o il parquet nei migliori dei casi. In alternativa potrete posizionare un piede su un asciugamano. Lentamente scivolate all'indietro cercando di portare però tutto il vostro peso in avanti sull'altra gamba. Distendetevi in avanti cercando di mettere più forza sul muscolo della gamba posteriore. Arrivate in basso quasi a toccare il pavimento con le mani verso il piede che sta avanti.

Sempre lentamente, fate scivolare la gamba

posteriore per riposizionarla alla figura iniziale. Ricordatevi di tenere ben stretti i glutei quando fate questo esercizio.

HAMSTRING FLOOR CURL

Distendetevi supini coni piedi sempre una superficie scivolosa. Sollevate i fianchi dal pavimento e portate le gambe scivolandole verso il vostro sedere. Strizzate i glutei per mantenere la posizione a ponte in cui vi trovate, specialmente nel movimento che vi riporterà alla posizione di partenza.

PULL UP

Il pull-up è effettivamente praticabile soltato se avete a disposizione una barra e non tutti in casa hanno una barra. In alternativa potrete sempre cercarne una all'aperto, anche il robusto ramo di un albero. Una volta afferrata la barra, quando vi troverete appesi cercate di tirarvi su verso la barra o cercando di andare oltre, sopra la barra, oppure cercando di avvicinarvi il mento.

ESERCIZIO DI PESO CON BARRA

Prendete due sedie della stessa altezza e posizionate tra queste il bastone di una scopa o qualcosa che possa essere simile.

Distendevi guardando in alto e usate il bastone come fosse la barra che abbiamo descritto nell'esercizio precedente, mantenendo il corpo dritto e teso e cercando di avvicinare alla barra il petto, stringendo le spalle e poi lentamente rilasciare ritornando alla posizione iniziale.

PULLDOWN

Posizionate le vostre mani sul pavimento appena più larghe delle vostre spalle, e lentamente spingete le ginocchia verso il pavimento cercando di sollevare il resto del corpo con le braccia. Le braccia saranno infatti dritte, coinvolgendo i dorsali per spingere in alto il corpo.

Potete eseguire l'esercizio anche per un lato soltanto, in questo caso avrete un braccio in tensione sul pavimento e l'altro soltanto a tenere l'equilibrio.

SPIDERMAN PLANK

Distendersi a terra in posizione plank, (a tavola o asse), con gli avambracci e i piedi che supportino tutto il vostro peso. Mantenete la posizione del corpo dritta e tesa. Alzate il piede destro dal pavimento e conducetelo in avanti piegando il ginocchio verso il gomito del braccio destro. Fate una brevissima pausa e riposizionate il piede come all'inizio. Ripetete con la gamba sinistra.

ANGELO DELLA NEVE REVERSE

Distendetevi con la faccia a terra e le braccia sopra la testa. Sollevate le braccia e le gambe dal pavimento in modo che sia il torso che i fianchi restino le sole parti a toccare terra, sforzando così la parte bassa della schiena che sarà quela che farà il lavoro insieme ai glutei, fino a che non sentirete le parti andare a fuoco! A questo punto nella stessa posizione comiciate a fare dei semi-cerchi con le braccia riportandole verso i glutei quasi a toccarli e poi di nuovo in avanti.

PALLA DI CANNONE

Distendetevi a terra sulla schiena. La parte bassa della schiena tocca terra, gli addominali sono contratti, le gambe e le braccia sono estese e sollevate circa venti trenta centimentri da terra, mentre con il corpo fate una conca. Con un movimento fluido, sollevate la parte alta del corpo e portate le ginocchia verso il petto abbracciandole con gli arti superiori. Ritornate alla posizione iniziale.

CAPITOLO 14
La Tabella Di Allenamento

È importante al fine di organizzarsi al meglio per impostare il proprio allenamento in modo ottimale ed efficace, sapere quando, quanto, dove e come praticare I vostri esercizi.

Vi sarete chiesti tantissime volte come fanno gli sportivi provetti ad essere sempre così in forma ed organizzati.

Semplice, si disciplinano, hanno un calendario, e lo seguono.

Come si fa a realizzare una tabella di allenamento?

Realizzare una tabella di allenamento è molto semplice.

Innanzitutto deve essere personalizzata, specialmente se volete intraprendere questa nuova strada con il Metodo Tabata.

La facilità con cui affronterete il metodo sarà data dalla grandiosità del rivoluzionario metodo che in fondo prevede soltanto 4' di esercizio giornaliero.

Ovviamente parliamo di Tabelle di allenamento personali, non di tabelle generiche per chiunque. Ci si chiede sempre quale sia il programma ideale per allenarsi, cosi dovrete munirvi di carta e penna se vi sentite più vintage, oppure creare un bel file excel se avete più dimestichezza coni programmi del computer e procedure in modo da un Compilatore e realizzare così la vostra Tabella di Allenamento Metodo Tabata.

OPZIONE 1 - PER CHI INIZIA

Create una tabella generica dedicata a chi è alla scoperta del mondo del Tabta divisa in 10 livelli proposti. Consigliamo spassionatamente di partire con questa se non vi siete mai allenati in maniera seria. Una volta presa confidenza e abbastanza resistenza per affrontare allenamenti più specifici potrete passare a Calcolare la vostra Tabella di Allenamento Personalizzata proposta nelle prossime opzioni.

OPZIONE 2 - MODALITA'

Tantissimi, se non tutti i principianti, fanno essrcizio senza conoscere il proprio ritmo, le proprie capacità e limiti. Per evitare di calcolare tabelle troppo intense o al contrario che non vi farebbero raggiungere gli obiettivi prefissati, il calcolo viene praticato solo dopo aver eseguito un TEST di allenamento, possibilmente con un cronometro e in questo sapete che il vostro cronometro sarà settato ai 4'.

Perché crearsi un programma di allenamento? Perché un programma, essendo ben articolato e strutturato, lega con un filo conduttore ogni allenamento, per far migliorare l'atleta. La mancanza di un piano progressivo di allenamento non potrebbe portare l'atleta a migliorarsi.

Comiciate perciò con la prima settimana, in cui in quei 4' minuti potrete utilizzare diversi tipi di sessione a scelta come riportato nel capitoloprecedente e poi, a mano a mano che diventeret più esperti potrete ad esempio andare ad aggiungere pesi o sovraccarichi allelanemento se ce la farete.

OPZIONE 3 - OBBIETTIVO

Vi piacerebbe arrivare a fare un allenamento dalla durata di 10' Min? Questa è la tabella che fa per voi! Inserite il tempo che vi piacerebbe raggiungere.

Ad esempio le prime due settimane sempre 4' di allenamento, poi a crescere, potrete fare una settimana di 5' e a mano a mano andare a crescere di 1'. (ovviamente è bene inserire numeri reali e fattibili se si vuole poi riuscire a eseguire gli allenamenti)

OPZIONE 4 – RAGGIUNGIMENTO DEL PROPRIO OBIETTIVO

Se avete già confidenza con i ritmi e vi sentite pronti per iniziare un percorso che vi farà migliorare nei vostri allenamenti, createvi la tabella di allenamento Metodo Tabata scegliendo i parametri corretti. Vorreste aumentare la vostra resistenza e avere glutei perfetti? Inserite i vostri obbiettivi specifici selezionando gli esercizi che fanno per voie iniziate ad allenarvi!

Ricordate che questi programmi di allenamento, necessitano di un atleta che sia in grado di allenarsi costantemente! Per distribuire uniformamente le proprie energie durante tutto l'arco della settimana e nei mesi a venire. Se non si possiedono queste capacità, risulta inutile seguire programmi personalizzati con allenamenti di qualità.

CAPITOLO 15

Dieta Tabata

L'allenamento ad alta intensità HIIT, come il Metodo Tabata, richiede un grandissimo sforzo e un massiccio impiego di energie.

Non sottovalutate dunque la vostra dieta, anche se avete deciso e vi siete messi in testa di bruciare tutti I grassi che avete in eccesso.

La dieta sarà una parte fondamentale del vostro stesso allenamento.

Per eseguire questi esercizi ad altà intensità è importante nutrirsi e nutrirsi in modo corretto.

L'allenamento con Il Metodo Tabata è molto, molto intenseo, farà lavorare il vostro corpo, come mai prima e vi porterà a superare in eccesso qualche vostro limite.

Tenete a mente anche l'idratazione del corpo e procuratevi, tenendola sempre vicino, una bottiglia di acqua possibilmente a bassa conducibilità e anche dei sali minerali che potrete disciogliere all'interno.

Durante l'allenamento non esagerate mai tropppo anche con l'acqua.

L'idratazione dovrebbe essere abitudine costante durante tutto l'arco della giornata.

Non si può concepire lo sport e l'allenamento sportivo senza il nutrimento e soprattutto senza quello adatto.

In ogni caso, a seconda della costituzione e della predisposizione fisica di ognuno, l'alimentazione potrebbe variare, perciò vi consigliamo di consultare anche un nutrizionista, quando deciderete di affrontare questo nuovo percorso ed affidare il vostro allenamento a questo nuovissimo metodo di esercizi ad altà intensità HIIT, come il metodo Tabata.

Qui di seguito riportiamo comunque dei suggerimenti generali, che potranno intanto darvi un'idea di come si vada ad impostare una dieta corretta sotto allenamento con Metodo Tabata.

Nei capitoli precedenti, abbiamo affrontato se pur in modo illustrativo, come funzionano l'apparato respiratorio e quello circolatorio, con brevi accenni alla formazione dell'ATP e ai sistemi energetici aerobici e anaerobici.

Avrete comunque sicuramente compreso, che senza cibo, il corpo non potrebbe attingere alle reserve di energie di cui ha bisogno per attivare I muscoli e anche per bruciare gli stessi grassi!

La consapevolezza di come funziona l'organismo deve essere essenzialmente il vostro punto di partenza. L'approdo sarà l'equilibrio, psico-fisico e il recupero eccellente della vostra prestanza sportiva, unita alla tonicità che conquisterete, dei vostri muscoli.

Non è necessario dunque stravolgere le vostre abitudini, affidarsi a diete dimagranti o strampalate o monotematiche, non è vero che si dimagrisce soltanto con le insalate e le mozzarelle, e non si vive di sole ciliegie.

L'allenamento sportivo è cosa seria, l'alimentazione deve essere completa, ricca e varia e soprattutto, ricca di cibi antiossidanti, acqua, molta verdure, proteine e carboidrati in giusta quantità.

Certamente vanno sempre evitati troppi condimenti o cibi troppo salati o speziati, cibi confezionati con troppi conservanti; sono sempre preferibili I cibi genuini, freschi, la verdure di stagione, pochi formaggi e insaccati ed evitare fumo alcool o droghe durante gli allenamenti, proprio per evitare il sovraccarico cardiaco o repsiratorio dell'organismo.

Prima di iniziare l'allenamento il corpo deve essere già stato sufficientemente "caricato" di reserve energetiche e nutritive.

E anche dopo l'allenamento dovrà essere ricompensato!

La cosa migliore sarà sempre ricorrere a cibi facili da digerire e che non appesantiscano in modo eccessivo la digestione.

Ad esempio, un buon piatto di pastasciutta, non troppo condita, e un secondo leggero di proteine, come carne bianca o pesce, potrebbe essere il giusto mix in cui si trovano la dose ideale di carboidrati e proteine, che sono facili da digerire e a lento rilascio.

Altri cibi simili potrebbero essere: il pane integrale, l'avena e la frutta secca, che possono essere accompagnati ad altrettanti cibi ricchi di proteine come il pollo magro, il pesce o il tofu.

Evitare in generale anche i cibi ricchi di fibre prima degli allenamenti è una buona idea, poiché potrebbero creare crampi allo stomaco, soprattutto se non si ha una buona digestione intestinale.

In ogni caso, non eccedete nemmeno troppo con le diete proteiche o con troppi grassi: ci vuole molta meno energia per digerire un piatto di pasta che una bistecca o del formaggio.

Durante gli allenamento dovreste evitare di fare pause per mangiare.

Dovete cominciare ed intraprendere l'allenamento leggeri, essere sgombri, la testa e lo stomaco.

Quando avrete terminato il vostro intenso allenamento con il Metodo Tabata, prendetevi del tempo per fermarvi un attimo. Ricordatevi di fare sempre lo stretching di defaticamento che abbiamo imparato nei capitol precedenti.

I pasti che dovranno essere poi consumati in seguito agli esercizi, saranno preferibilmente quelli ricchi di carboidrati, poiché ciò di cui il vostro organismo avrà bisogno sarà di far recuperare I vostri muscoli che sono andati sotto sforzo.

Non eccedete con il cibo, mangiate il giusto, siate di appetito, ma non appesantitevi troppo.

Se poi il vostro obiettivo è anche quello di perdere peso in eccesso, potrete mangiare invece della pasta, le uova, meglio se sode invece che fritte, tutti I prodotti macrobiotici, quindi leggeri ma ricchi di nutrimento, e il pesce al posto della carne.

Qui di seguito una dieta standard settimanale con dei consigli generali:

LUNEDI

Colazione: fette biscottate, o pane integrale con un velo di marmellata o miele. Una banana o frutta secca, come qualche noce. Uno yogurt magro a piacere.

Pranzo: un piatto di pasta (meno di 100gr) con condimento leggero, come parmigiano (senza esagerare!) e un filo di olio.Petto di pollo ai ferri e verdure al vapore, come ad esempio zucchini, che sono ricche di minerali e acqua. Indicate per coloro che hanno bisogno di un'azione diuretica sull'organismo, come nel caso di chi soffre di ritenzione idrica.

Cena: Minestra di verdure e riso. Pesce al vapore

MARTEDI

Colazione: fette biscottate, o pane integrale con un velo di marmellata o miele. Una banana oppure frutta secca, come qualche noce. Uno yogurt magro a piacere

Pranzo: un piatto di pasta (meno di 100gr) con condimento leggero, come verdure saltate con poco o meglio senza olio. Pesce ai ferri.

Cena: Una fettina di carne di vitella ai ferri, condita olio e limone. Verdura al vapore, come cavolfiore broccoli, conditi olio e limone. Pane integrale.

MERCOLEDI

Colazione: fette biscottate, o pane integrale con un velo di marmellata o miele. Una banana oppure frutta secca, come qualche noce. Uno yogurt magro a piacere

Pranzo: risotto con verdure (meno di 100gr) con condimento leggero, formaggio di capra e insalata mista se estate, verdure al vapore condita olio e limone se d'inverno.

Cena: Pesce al forno con patate. Verdura bollita, come bietola o cicoria. Pane integrale.

GIOVEDI

Colazione: fette biscottate, o pane integrale con un velo di marmellata o miele. Una banana oppure frutta secca, come qualche noce. Uno yogurt magro a piacere

Pranzo: sformato di verdure, senza eccedere nella preparazione con formaggio o prosciutto. Ne potete usare, ma non esagerate. Potete accompagnare lo sformato con insalata o altra verdura cotta. Pane integrale

Cena: pasta integrale saltata con broccoli o cavolfiore.

VENERDI

Colazione: fette biscottate, o pane integrale con un velo di marmellata o miele. Una banana oppure frutta secca, come qualche noce. Uno yogurt magro a piacere

Pranzo: verdure cotta o bollita, pesce ai ferri e pane integrale.

Cena: Bisetcchina di maiale ai ferri. Potete accompagnare il tutto con del riso bianco e verdure cotte, come ad esempio dei carciofi se sono di stagione.

SABATO

Colazione: fette biscottate, o pane integrale con un velo di marmellata o miele. Una banana oppure frutta secca, come qualche noce. Uno yogurt magro a piacere

Pranzo: risotto con verdure (meno di 100gr) con condimento leggero, qualche feta di prosciutto cotto, insalata mista se estate, verdure al vapore condita olio e limone se d'inverno.

Cena: Pollo arrosto con patate. Verdura bollita, come bietola o cicoria. Pane integrale.

DOMENICA

Colazione: fette biscottate, o pane integrale con un velo di marmellata o miele. Una banana oppure frutta secca, come qualche noce. Uno yogurt magro a piacere. Oppure, dal momento che è domenica potrete convedervi una bella colazione al bar!!!

Pranzo: Pasta al forno, senza eccedere in besciamella. Preferite sempre il condiento di carne e sugo, non troppo unto. Insalata.

Cena: Carne Bianca, pollo, coniglio ad esempio. Da fare alla cacciatora, quindi senza troppo pomodoro, gustoso, ma non pesante. Patate arrosto e verdure bollite condite olio e limone.

Ricordatevi sempre di evitare se il vostro obiettivo è anche dimagrire o combattere la ritenzione idrica: formaggi troppo stagionati, cibi troppo acidi, burro, dolci complessi come quelli della pasticceria (in questo caso prediligete un semplice pane e marmellata), alcol, fritto, troppa frutta. Prediligete sempre la verdure di stagione e bevete acqua durante tutto l'arco della giornata. Evitate troppo caffè e preferite sempre delle tisane, come la camomilla, non zuccherate e preferibilmente la sera, prima di coricarvi. Evitate bevande gasose, succhi di frutta confezionati, preferite centrifughe e estratti, che sono freschi e ricchi in vitamin, senza zuccheri in aggiunta o conservanti. La frutta secca è un ottimo sostituto dei dolcetti.

L'allenamento con il Metodo Tabata vi porterà tantissima soddisfazione, se riuscirete però ad organizzarvi una tabella di allenamento che, con tenacia e costanza, vi prefisserete di seguire, e se a questo andrete ad abbinare la dieta migliore per la vostra costituzione.

Non sottovalutate questi aspetti, anche questo fa parte degli allenamenti.

Non c'è allenamento senza nutrimento e non c'è allenamento senza organizzazione.

Raggiungerete, se seguirete in modo saggio tutti I consigli, risultati ottimali.

Le soddisfazioni saranno grandiose.

Buon Lavoro!!!